OBSERVATIONS

DE

TRACHÉOTOMIE

PRATIQUÉES

DANS LA PÉRIODE EXTRÊME DU CROUP

Extrait de L'UNION MÉDICALE (Nouvelle série)

Année 1866

OBSERVATIONS DE TRACHÉOTOMIE

PRATIQUÉES

DANS LA PÉRIODE EXTRÊME DU CROUP

PAR

Le Docteur Eugène MOYNIER

Ancien chef de clinique de la Faculté à l'Hôtel-Dieu de Paris

---

La diphthérie, les angines couenneuses et le croup font chaque année de nombreuses victimes. Chaque jour, on apprend de nouveaux malheurs; que cette terrible affection frappe par coups isolés ou que des épidémies déciment les populations, le médecin doit toujours intervenir avec énergie et promptitude, mais l'imminence du péril le rend quelquefois hésitant dans le choix d'un grand nombre de remèdes, et souvent lui fait abandonner un moyen pour recourir à d'autres auxquels il renonce bientôt au grand préjudice des malades.

Une étude utile et bien digne d'intérêt, étude déjà faite mais encore à faire, est celle de l'examen comparatif des différents traitements du croup; elle exigerait de longs développements, et je ne peux m'en occuper ici.

Je n'envisagerai le traitement du croup qu'à un seul point de vue : c'est lorsque tous les autres moyens ayant échoué, la trachéotomie devient l'extrême ressource. — Je veux publier les derniers résultats que j'ai obtenus, parce qu'ils doivent servir à la statistique et à la science, et aussi parce qu'ils encourageront les médecins qui n'ont recours à cette opération qu'avec une grande défiance et ne se résignent à la faire pratiquer que pour s'épargner des regrets, mais avec la pensée qu'elle est à peu près inutile; quelques-uns même refusent absolument aux parents de la laisser pratiquer, et, dans certaines villes, elle est tout à fait proscrite; idée vraiment regrettable, car on se prive ainsi d'une ressource qui, dans des cas incontestables, a permis de rappeler à la vie des enfants voués à une mort certaine.

J'ai déjà publié la relation de 11 trachéotomies pratiquées en ville (UNION MÉDICALE des 15, 17, 22 août 1861), et dont le résultat était : 8 guérisons, 3 morts (1). Depuis cette époque, j'ai fait 7 trachéotomies dont le résultat est : 4 guérisons, 3 morts; ce qui donne, pour ces 18 trachéotomies, 12 guérisons, 6 morts, ou 2 guérisons et 1 mort pour 3 opérations; toutes pratiquées dans la période extrême du croup, c'est-à-dire au moment où l'asphyxie commence, où l'urgence de l'opération n'est douteuse pour personne; enfin, quand l'enfant va mourir.

OBS. I. — *Diphthérie nasale, croup, trachéotomie, guérison. — Deux ans et demi plus tard, nouvelle opération. — Mort.*

Le mercredi 13 août 1862, je suis appelé, 2, rue des Pyramides, auprès de Marguerite Lireux, âgée de 27 mois, belle enfant, bien développée, jouissant habituellement d'une bonne santé. Cette enfant a été prise, il y a une quinzaine de jours, d'un coryza qui offrait un caractère remarquable de persistance et de ténacité.

Le mardi 12 août, les parents sont frappés de l'altération de la voix, et, dans la nuit du 12 au 13, ils trouvent la respiration difficile et pénible. M. Trousseau voit l'enfant dans la journée : il constate l'existence d'une diphthérie nasale et laryngée. Il annonce la nécessité d'une trachéotomie, et me désigne aux parents pour la pratiquer. Je vois l'enfant dans la journée du 13 : elle a de temps à autre des accès d'oppression; les narines laissent écouler une sanie purulente grisâtre; sur l'amygdale gauche, on voit une fausse membrane ; les ganglions sous-maxillaires de ce côté sont volumineux; voix altérée, toux croupale. On pratique, alternativement et toutes les heures, des injections de sulfate de cuivre dans le nez et des insufflations de poudre d'alun.

Dans le courant de la nuit, gêne considérable de la respiration ; accès de dyspnée pendant lesquels l'enfant se jette à droite, à gauche, se cramponne aux rideaux de son lit, au cou de sa mère ; la face gonfle, les lèvres bleuissent. Ces accès se renouvellent à intervalles de plus en plus rapprochés.

La percussion donnant un son sonore, et l'auscultation ne laissant entendre aucun râle, ni aucun souffle, mais permettant de constater la faiblesse du bruit respiratoire, il est évident que l'obstacle ne réside pas dans le poumon, ni dans les bronches, mais qu'il siége dans le larynx ; aussi nous nous décidons à ouvrir la trachée. Je pratique la trachéotomie en présence et avec l'aide de MM. les docteurs Trousseau et Le Paulmier. L'opération est immédiatement suivie d'un calme complet; la respiration devient facile; les lèvres redeviennent roses. — Je revois l'enfant dans la soirée : la respiration s'entend dans toute l'étendue de la poitrine; l'expectoration peu abondante. L'enfant est calme; elle a pu manger une côtelette et du chocolat.

(1) Je ne parle que des opérations pratiquées en ville, ayant déjà publié dans l'*Union Médicale* et dans la *Gazette des hôpitaux* (1859) le résultat de 20 cas de trachéotomie pratiquées à l'hôpital des Enfants ou à l'Hôtel-Dieu, qui était : 8 guérisons, 12 morts.

Vendredi 15. La nuit a été assez bonne ; expectoration abondante de mucosités ; quelques accès d'oppression au plus léger contact d'air frais ou de boisson froide.

Samedi 16 août. Nuit assez bonne ; le matin, accès d'oppression ; expectoration de mucosités épaisses et abondantes. Bonne alimentation.

17. La plaie est grisâtre ; elle est cautérisée chaque jour ; le pharynx et les amygdales ne présentent pas de fausses membranes ; mais le nez est rempli de matières grisâtres, et il s'en écoule une sanie quelquefois sanguinolente. Injections dans le nez avec une solution de perchlorure de fer.

18. La nuit a été bonne ; l'enfant a dormi ; expectoration bonne ; cautérisation de la plaie, qui est encore grisâtre ; le nez rempli de matières de nature diphthéritique.

Après avoir examiné l'enfant, constaté l'intégrité des fonctions respiratoires, le bon état général, sauf la persistance de la diphthérie nasale et la facilité que présente la plaie de saigner au moindre attouchement, j'allais sortir lorsque se déclara une violente épistaxis ; aussitôt je plaçai un tampon de charpie imbibée de perchlorure de fer dans les narines ; l'hémorrhagie s'arrête ; M. Trousseau voit l'enfant à onze heures et constate, comme je l'avais fait, l'absence de diphthérie pharyngée et le bon état général de l'enfant, ainsi que l'intégrité de la respiration. Il conseille des injections alternatives d'une solution de tannin au 20° et d'une autre solution de perchlorure de fer au 100°. Nous insistons sur le quinquina, que l'enfant prend d'ailleurs depuis le jour de l'opération.

18. Dans la soirée, je revois l'enfant : l'hémorrhagie ne s'est pas renouvelée ; l'enfant a dormi d'un bon sommeil pendant plusieurs heures ; elle a mangé de la viande, bu du vin ; 112 pulsations ; 32 inspirations.

19. Nuit très-bonne, expectoration abondante, quelques moments d'agitation, mais sans oppression, plaie trachéale grisâtre, facilement saignante : 32 inspirations, 108 pulsations. J'essaye de fermer la plaie. L'enfant se débat et s'agite, mais elle peut respirer par le larynx. Le nez est encore rempli de matières grisâtres, mais le pharynx ne présente pas de fausse membrane. Cautérisation de la plaie, injections dans le nez. Alimentation substantielle. — Les urines, examinées à plusieurs reprises pendant le cours de la maladie, n'ont jamais présenté d'albumine.

20 août. Nuit excellente. Pendant neuf heures de suite le sommeil a été parfaitement calme : 96 pulsations, 28 inspirations. Amygdales libres de fausses membranes, nez un peu dégagé ; on continue les injections. La plaie est encore grisâtre et facilement saignante, mais ayant de la tendance à se rétrécir ; l'expectoration est bonne, l'alimentation est copieuse, l'enfant est douée d'un appétit remarquable, elle mange beaucoup.

J'essaye de fermer la plaie avec du taffetas d'Angleterre, mais l'enfant qui s'agite dès qu'elle m'aperçoit, a eu de l'oppression, et j'ai dû replacer la canule : l'air passe par le larynx.

21 août. Nuit un peu agitée. Je peux retirer la canule ; je ferme la plaie, mais d'une manière incomplète. Injections dans le nez. Alimentation.

22. Nuit bonne. La plaie diminue d'étendue.

23. La plaie se rétrécit ; il sort très-peu d'air. Bon état général. La plaie de la trachée est complétement cicatrisée.

25. Il ne sort plus d'air par la plaie, même pendant les efforts de toux.

27. La plaie de la peau est presque cicatrisée. L'enfant doit sortir.

28. État général parfait. La cicatrisation complète de la plaie a été obtenue douze jours après l'opération.

Ce résultat si beau, obtenu si rapidement, est dû à la bonne constitution de l'enfant, aux soins intelligents que j'ai trouvés chez ses parents et à la facilité que nous avons eue pour l'alimentation. Ce qui confirme ce que j'avais observé et publié, c'est que plus on alimente facilement un enfant atteint de diphthérie, plus favorable doit être le pronostic.

Ce résultat a été d'autant plus remarquable que la maladie s'annonçait avec un caractère de triste gravité à cause de la généralisation de la diphthérie persistant avec une grande ténacité, les fosses nasales envahies plusieurs jours avant la gorge, et, malgré des injections énergiques, restant le siége de la diphthérie presque jusqu'à la guérison du croup, et, circonstance ajoutant encore de la gravité, l'enfant n'avait pas encore 2 ans 1/2.

Malheureusement, deux ans et demi plus tard, nous avons vu que cette terrible maladie n'avait cédé qu'en laissant des traces bien funestes de son passage, et, comme le disait M. Velpeau à l'honneur de Malgaigne, il faut voir le résultat des opérations et l'issue des maladies non-seulement au moment de la guérison, mais dans leurs résultats, après plusieurs années. Or, chez cette enfant, la diphthérie avait eu un caractère remarquable de persistance, de ténacité et de généralisation; nous avions obtenu un succès inespéré, — soit la présence prolongée de l'inflammation diphthérique, ou toute autre cause, soit une disposition spéciale à l'enfant; toujours est-il que, tout en ayant repris sa vie habituelle, pouvant aller à la pension, réciter des leçons, parler à haute voix, crier, jouer, elle était assez rapidement essoufflée, la respiration devenait haletante, et, la nuit, faisait entendre un bruit de ronflement distinct du ronflement ordinaire, et qui préoccupait beaucoup la mère de l'enfant. La voix, à de longs intervalles, et par moments, était rauque et voilée. En outre, l'enfant était restée sujette à de fréquentes angines pultacées, les amygdales se recouvrant d'un enduit qu'on enlevait facilement, mais qui reparaissait aussi facilement. Dans ces moments, le bruit que produisait l'enfant en respirant était plus marqué. Je l'ai auscultée bien souvent, afin de m'assurer que la gène de la respiration qui s'observait si souvent ne tenait pas à une affection du poumon ou du cœur, non plus qu'à une tumeur comprimant la trachée ou les bronches; le bruit trachéal se reproduisait toujours pendant le sommeil, et souvent lorsque l'enfant avait couru ou fait un exercice violent.

Au mois de novembre 1864, son frère et sa sœur sont pris de coryza et d'angine simple. Le larynx et les bronches furent envahis ensuite. Ils guérirent, mais après avoir été malades près de six semaines.

Le mercredi 28 décembre, Marguerite est prise à son tour d'oppression, elle tousse, elle a de la fièvre; on applique de l'huile de croton sur la poitrine, on fait des injections nasales et on administre des préparations d'antimoine.

La nuit du 29 au 30 a été mauvaise; il y a eu des moments de suffocation.

Le 31, il y a de l'oppression, la voix est éteinte, la toux rauque; l'enfant se plaint d'une douleur à la gorge. Nulle part on ne trouve de fausses membranes.

1er janvier 1865. Nuit mauvaise, mêmes caractères de la voix et de la toux. — Vésicatoire au-devant du sternum.

2 janvier. Même situation toujours grave.

3 janvier. L'air pénètre moins dans les bronches; on n'entend pas de râles, pas de matité à la percussion, mais l'oppression persiste et la toux conserve son caractère de raucité, et la voix est éteinte. Le pouls varie de 120 à 140, les inspirations de 30 à 40 par minute.

Le jeudi 5 janvier, M. Trousseau est appelé auprès de l'enfant : il constate l'existence d'une laryngite simple avec trachéo-bronchite. Oppression, affaiblissement du murmure vésiculaire, sans souffle, ni râle, ni matité. Fièvre. Expectoration muco-purulente, toux rauque, voix voilée, aggravation chaque nuit, absence de fausses membranes et même de rougeur dans la gorge. En présence de tous ces phénomènes, il voit l'indication de la trachéotomie, afin de supprimer l'obstacle que la laryngite, même simple, apporte à la respiration.

Le vendredi 6. La nuit a été très-mauvaise, la respiration est des plus pénibles à cause de l'oppression, la toux et la voix sont éteintes. Je pratique la trachéotomie avec l'aide du docteur Labbé. Mais nous sommes frappés de la difficulté que nous éprouvons au moment de l'introduction de la canule. Déjà au moment de la section de la trachée, j'avais éprouvé une grande résistance. Après plusieurs essais infructueux, je suis obligé de prendre une canule d'un calibre inférieur à celui de la canule que j'avais préparée, et je me sers de celle qui avait déjà servi à cette enfant deux ans et demi avant. Or, le calibre de la trachée chez un enfant de 5 ans est plus grand que chez un enfant de 2 ans 1/2. Il s'était donc produit un rétrécissement de la trachée. Nous trouvions alors la cause de cette respiration bruyante, de cet essoufflement si facile, de ce cornage, si bien décrit par M. Empis, qui, s'il se produit sous l'influence d'une compression de la trachée par une tumeur, peut se produire aussi et plus directement par le rétrécissement de la trachée. Chez cette enfant, le rétrécissement était dû à l'épaississement du tissu cicatriciel développé sous l'influence de trachéites fréquentes. Il a donc fallu que nous placions une canule de petit calibre. L'amélioration qui suit d'ordinaire immédiatement l'ouverture de la trachée ne se produisit que tardivement et très-peu. Le pouls reste à 120.

A onze heures du soir, pouls à 160; 40 inspirations.

Samedi. Oppression, expectoration supprimée, respiration serratique, pouls faible, refroidissement.

Mort dans la soirée.

OBS. II. — *Croup.* — *Trachéotomie.* — *Guérison.*

Le mercredi 20 mai 1863, je fus appelé par le docteur Charruau, rue du Bac, passage Sainte-Marie, auprès de l'enfant de M. de Freminville, atteinte d'une angine couenneuse.

C'est une petite fille de 4 ans 1/2, d'une assez faible santé habituelle; elle est sujette à de fréquentes entérites, qui obligent sa mère à la plus grande attention pour le régime de cette enfant.

L'année dernière, elle a eu une dysenterie qui a exigé un traitement long et pénible, et a laissé à la suite une grande irrégularité dans les digestions, et rend l'alimentation très-difficile.

Cette enfant a été prise, il y a cinq jours, d'une angine couenneuse limitée d'abord aux amygdales, puis étendue au larynx ; plusieurs vomitifs et de nombreuses cautérisations ou insufflations avec différents topiques n'ont modifié que la surface des amygdales et du pharynx, mais n'ont pas arrêté la marche de la maladie, et des accès d'oppression se manifestent à de courts intervalles. M. le docteur Charruau m'avait prévenu dès le lundi 18 de ses craintes d'avoir recours à la trachéotomie, et m'avait demandé de me tenir à sa disposition. Il attendit et différa autant que possible. Mais quand, le mercredi, la mort devint imminente, il me fit appeler.

La voix est éteinte, la respiration bruyante ; un sillon profond se creuse sous les côtes, à la base de la poitrine. L'enfant, d'ailleurs, est tranquille.

La nécessité de procéder immédiatement à la trachéotomie est reconnue par MM. Trousseau, Charruau et Alexis Moreau, qui me prêtent leur utile concours. Rien de notable, peu de sang répandu, expulsion d'une fausse membrane au moment de l'introduction de la canule. Amélioration immédiate.

Le soir, le pouls est à 120 ; il y a 40 inspirations par minute. Le jeudi matin, le pouls tombe à 100, le nombre des inspirations à 30. Le soir, il y a un accès de suffocation.

Nous devons rappeler que la santé de cette enfant est délicate ; qu'elle est, depuis deux ans, soumise à un régime très-sévère, mais auquel j'apporte de grandes modifications qui sont acceptées par M. Charruau et par les parents. Ainsi nous augmentons la quantité de son alimentation que nous rendons plus tonique.

Pendant la nuit du vendredi 22, je reçois une lettre de M. de F..., qui me dit que l'enfant est faible, le pouls petit, avec des sueurs abondantes ; que depuis trois heures de temps, il n'y a plus d'expectoration par la canule. Je vois l'enfant, je la ranime par de l'éther, du vin de Malaga, etc.

Le 25, l'état général est meilleur ; l'enfant s'alimente ; elle a même appétit. La plaie a bon aspect, mais elle produit facilement un suintement sanguinolent. On voit encore des fausses membranes sur les amygdales.

26. La plaie se rétrécit chaque jour ; j'essaye, mais inutilement, de la fermer. L'enfant tousse aussitôt.

27. L'état général est excellent ; l'enfant mange bien, la respiration est calme, l'expectoration bonne ; il n'y a qu'un très-petit point blanc sur l'amygdale gauche. J'essaye encore de retirer la canule : nous sommes plus heureux qu'hier, et l'enfant, pendant un quart d'heure, peut respirer librement, la plaie fermée. Je replace cependant la canule.

Le 28. Je retire définitivement la canule ; l'état général continue à être des plus satisfaisants.

30. La plaie, que je surveille avec soin, diminue beaucoup ; le calibre de l'ouverture est très-rétréci.

31. L'état général est excellent, et l'enfant qui, avant cette maladie, se nourrissait fort peu, mange aujourd'hui bien davantage ; elle a repris des couleurs, les chairs sont fermes, elle a de la gaieté, et hier elle a pu jouer dans le jardin.

1er juin. La plaie de la trachée n'est pas complétement fermée ; dans les efforts, on constate qu'il passe encore un peu d'air.

2 juin. Il ne passe plus d'air à travers la plaie de la trachée. La plaie extérieure a environ 1 centimètre d'étendue.

4 juin. L'enfant est très-gaie : elle court dans le jardin, et sa voix a repris assez de force et de clarté pour qu'on puisse l'entendre dans une pièce voisine.

Je dois ajouter qu'une cousine de cette enfant est morte du croup dans une ville de province, et que, par un sentiment de crainte bien regrettable, on n'a pas pratiqué la trachéotomie.

OBS. III. — *Diphthérie.* — *Group.* — *Trachéotomie.* — *Guérison.*

Le 29 juin 1863, je fus appelé chez M. Sasportas, 17, rue de l'Oratoire-du-Roule, pour voir une petite fille âgée de 3 ans, atteinte depuis huit jours d'une angine.

Cette enfant est pâle, chétive, d'une faible constitution ; la mère est forte et vigoureuse, mais le père est très-âgé, usé, et sujet à de fréquents accès d'asthme ; ils ont eu dix enfants, celle-ci est la neuvième ; ils en ont perdu trois.

Dès le vendredi 19, l'enfant a été souffrante ; le samedi 20 juin et le dimanche 21, le malaise augmente : il y a de la douleur à la gorge, avec difficulté pour avaler, et gonflement sous la mâchoire. Le 22, rejet d'une fausse membrane, et ainsi pendant toute cette semaine les fausses membranes se produisent dans la gorge, la voix s'éteint ; il y a de la toux, mais sans raucité ; les accès d'oppression ne se montrent que le 27, la toux alors devient rauque. Le 28, cet état augmente, malgré le traitement institué par M. le docteur Jolly : gargarismes avec l'alun, cataplasmes et sinapismes, potion avec 10 centigrammes de tartre stibié, administrée par cuillerée toutes les deux heures.

Le lundi 29, je vois l'enfant, très-pâle, très-agitée, se dressant sur son lit, cherchant à s'accrocher aux rideaux de son lit, en proie à une grande oppression, la toux rauque, la voix éteinte.

Sous l'impression d'un fait que je venais d'observer avec M. le docteur Aubrun, et dans lequel le perchlorure de fer m'avait paru avoir été d'une grande utilité, je proposai à M. Jolly de l'employer ; nous fîmes mettre 10 gouttes de perchlorure de fer dans un verre d'eau, et on en devait faire prendre ainsi jusqu'à 50 gouttes dans cinq verres d'eau, et ne donner rien autre chose à l'enfant que du lait ; l'enfant se refuse à prendre le perchlorure de fer : elle n'a pris qu'un verre et demi de solution, ce qui fait à peu près 20 gouttes de perchlorure ; il y a cependant un peu d'amélioration, moins d'agitation.

Mardi 30. La nuit a été assez bonne ; à chaque inspiration on n'entend plus de sifflement ; l'auscultation permet d'entendre un murmure vésiculaire, sans mélange de râles ; le pouls est à 110, la peau peu chaude ; il y a des fausses membranes sur les amygdales et la luette. L'enfant a pris, depuis vingt-quatre heures, cinq verres d'eau contenant chacun quinze gouttes de perchlorure de fer et un verre et demi de lait ; la toux est rauque et la voix éteinte. Continuation du perchlorure, du lait, bouillon; gargarisme avec de l'eau d'orge et de l'alun.

1ᵉʳ et 2 juillet. Très-bonnes journées, expectoration muqueuse abondante; pas d'oppression, pas de fièvre, et surtout le 2 juillet, à onze heures, nous constatons, avec M. Jolly, qu'il n'y a pas d'oppression, que la respiration est pure et normale, que la gorge même présente moins de plaques diphthéritiques; la toux est moins croupale, mais la voix est toujours éteinte. On supprime le perchlorure de fer. A cinq heures, je vois l'enfant qui, pendant la journée, a été gaie, a joué, s'est mise à table avec ses parents, mais a très-peu mangé. Dans la soirée, l'oppression survient, la respiration est sifflante. J'administre un vomitif.

Pendant la nuit, accès nombreux d'oppression. Perchlorure, vomitif.

3 juillet. Grande oppression, respiration sifflante, teinte cyanosée de la face, sillon sous-sternal profondément creusé, difficulté à avaler quoi que ce soit; sonorité à la percussion; absence du murmure vésiculaire; pharynx tapissé de fausses membranes. Potion vomitive, perchlorure de fer, mouches de Milan.

A trois heures de l'après-midi, nous nous trouvons avec les docteurs Barthez et Jolly. M. Barthez ne voit de ressources que dans la trachéotomie, et il est d'avis de la pratiquer immédiatement. M. Jolly est d'avis d'attendre jusqu'à la dernière extrémité.

Le soir, grande oppression, dépression sous-sternale à chaque inspiration, agitation des ailes du nez, respiration sifflante, voix éteinte, sonorité à la percussion, absence complète, absolue du murmure vésiculaire, pouls petit, fréquent. J'attends encore; mais à cinq heures du matin, le 4 juillet, je pratique, avec l'aide du docteur Régnier, la trachéotomie, qui est suivie d'une amélioration immédiate. L'enfant était si près de la mort qu'elle s'est très-peu débattue, et nous n'avons pas répandu une cuillerée de sang.

5 juillet. Nuit calme; le pouls, qui était hier à 120, n'est qu'à 112; la peau est bonne, respiration excellente; lèvres couvertes de fausses membranes; expulsion de fausses membranes déchiquetées. Lait, bouillon, vin, quinquina, chlorure d'oxyde de sodium.

6 juillet. Nuit bonne, expectoration muqueuse peu abondante, alimentation. Expulsion d'une fausse membrane épaisse, longue de 2 centimètres; la commissure des lèvres, qui a été écorchée, est recouverte de diphthérie; la gorge en est remplie, la plaie en est couverte. Pouls à 112, respiration parfaite. Extrait mou de quinquina, 1 gramme, dans du café. Alimentation, et, d'après les conseils de M. Jolly, lotions avec le chlorure d'oxyde de sodium.

7, 8, 9 juillet. On voit toujours de la diphthérie sur la luette et les amygdales, et aussi sur la lèvre, mais la plaie de l'opération a bon aspect, et les vésicatoires du dos se sèchent; l'enfant est gaie; elle dort et s'alimente.

10 juillet. Je retire la canule le septième jour, et je ferme la plaie. Bon état général.

13 juillet. Il ne sort plus d'air par la plaie, qui diminue d'étendue; l'enfant cependant est moins gaie, elle tousse, la lèvre présente toujours une plaque blanche, malgré les cautérisations et les lotions avec le chlorure d'oxyde de sodium.

14. La toux a augmenté; avec M. Jolly nous examinons l'enfant, et nous ne trouvons pas de matité; nous constatons la présence de quelques râles à droite. La plaie diminue et se cicatrise aux bords.

15. La toux a diminué, la plaie a bon aspect et se cicatrise.

16. L'enfant est pâle, triste, n'a pas d'appétit, ce que nous attribuons à cette circonstance que ses parents viennent de partir pour la campagne ; les lèvres présentent toujours des fausses membranes, les gencives deviennent fongueuses ; il n'y a pas de fièvre, rien à l'auscultation. Nous lui faisons faire une promenade.

18. Toujours inappétence, peu de gaieté, pâleur ; mais guérison et cicatrisation complète de la plaie. — Les parents alors la viennent chercher pour la conduire aux bains de mer, où se trouvent déjà ses frères et sœurs.

Depuis, j'ai revu cette enfant, qui s'est rétablie sous cette influence, et qui, aujourd'hui, jouit d'une très-belle santé.

Obs. IV. — Le fait auquel je faisais allusion dans la précédente observation, et qui m'avait fait employer le perchlorure de fer, est le suivant :

J'avais reçu, le 31 mai 1863, un billet ainsi conçu : « Vers deux heures, s'il est possible, avec les instruments pour la trachéotomie, de la part des docteurs Brossard et Aubrun, chez M. Longet, rue des Trois-Bornes, n° 1. »

Une petite fille de 3 ans, bien constituée, était souffrante depuis huit jours. On avait constaté la présence de fausses membranes sur les amygdales. Depuis deux jours, il était survenu de l'oppression. L'avant-veille au soir, M. Aubrun avait prescrit le perchlorure de fer, 25 gouttes dans un verre d'eau pure ; en faire boire souvent et faire suivre d'un peu de lait. Cinq à six verres par jour.

Le 31, à quatre heures du soir, grande oppression, voix éteinte ; mais comme il n'y avait pas encore eu d'accès d'oppression, la trachéotomie ne paraît pas urgente. Nous convenons d'attendre au lendemain.

Le lendemain et les jours suivants, sans autre traitement que celui que je viens d'indiquer, l'amélioration se produisit, et j'ai appris que l'enfant avait achevé sa convalescence à la campagne.

Obs. V. — *Croup.* — *Trachéotomie.* — *Canule arrachée par l'enfant.* — *Mort immédiate.*

Le 24 décembre 1862, je suis appelé en toute hâte par M. le docteur Brossard pour l'enfant de M. Lyon, marchand tailleur, 4, rue du Havre. M. Lyon a trois enfants, ils viennent d'avoir la rougeole. Celui pour lequel on me demande est un garçon âgé de 8 ans, très-chétif, rachitique, poitrine déformée, s'enrhumant facilement, ayant des bronchites rebelles. Il a depuis plusieurs jours un coryza diphthéritique et des fausses membranes dans la gorge. Poitrine sonore, absence de râles, mais aussi absence de bruit respiratoire. Je pratique la trachéotomie. État immédiatement meilleur ; le murmure vésiculaire reparaît ; expulsion d'une longue fausse membrane, 0,03. Le soir, un peu de fièvre, mais expectoration abondante et muqueuse.

Le 25 décembre, l'état général est très-bon ; la nuit a été calme ; l'expectoration est abondante ; la respiration ample, facile, sans mélange de râles ni de souffle. Nous nous quittons à onze heures du matin avec de grandes espérances.

A deux heures, on vient me chercher, l'enfant venait de mourir. Je ne trouve pas trace d'hémorrhagie ; l'enfant n'avait pas eu de convulsions ; l'état dans lequel nous l'avions laissé trois heures auparavant ne pouvait pas faire craindre un malheur aussi terrible et aussi prompt. A toutes nos questions nous n'obtenions que des réponses évasives et insignifiantes. Mais, peu de temps après, M. Brossard a su la vérité : on avait laissé l'enfant seul, il avait détaché les cordons qui maintiennent la canule, et celle-ci, une fois sortie de la trachée, n'avait pu être remise en place qu'après la mort; aussi j'avais trouvé tout en place, les parents ne voulant pas m'avouer leur défaut de soins et de surveillance. Quand on a vu des enfants en proie aux terribles attaques de suffocation, on comprend que des gens étrangers à la médecine, et peu intelligents, n'ont pas pu replacer cette canule pendant la vie, mais qu'ils ont pu le faire aisément après la mort.

Ce fait si malheureux et si regrettable m'a détourné de deux opérations, dans la crainte de voir se reproduire le même accident ou même d'autres, différents par leur nature, mais causés aussi par l'incurie.

La sœur ds ce garçon, âgée de 3 ans, atteinte de diphthérie nasale, buccale et pharyngée et de croup, est morte le surlendemain de la mort de son frère. Je n'ai pas cru devoir faire l'opération chez cette enfant, à cause du peu d'intelligence des parents chez lesquels on l'avait envoyée.

J'ai pensé également ne pas devoir la pratiquer chez l'enfant de M. Blum, rue Culture Ste-Catherine, 20, parce que je crois qu'on ne doit pas volontairement se mettre dans de mauvaises conditions ; que l'opération a déjà assez de chances contre elle, sans la pratiquer dans les cas où le *consensus unus* fait complétement défaut, où les recommandations sont inutiles, parce qu'elles ne sont pas comprises ou non exécutées. C'est après réflexions et discussion, et d'accord avec les confrères présents, que je me suis abstenu.

Obs. VI. — Angine couenneuse. — Croup. — Trachéotomie. — Guérison.

Le mardi 18 juillet 1865, je suis appelé à l'île Adam pour voir une petite fille atteinte de croup : je la trouvai dans un état d'asphyxie imminente, et, à son état de pâleur et d'insensibilité, je jugeai qu'elle n'avait que peu d'instants à vivre et qu'elle allait mourir dans un état de calme trompeur ; je fis part de mes impressions à MM. les docteurs Dupuy, Abbadie et Vanier, qui étaient présents. Ces messieurs furent d'accord sur *la nécessité* et sur l'urgence de la trachéotomie. M. Dupuy se chargea lui-même de prévenir la famille. Voici dans quelles circonstances s'était développée la maladie dont M. Vanier, qui, à partir du moment de l'opération, est resté nuit et jour auprès de l'enfant jusqu'à la guérison, m'a communiqué l'observation :

Jeanne Ginetti, d'Avelino, 4 ans, de santé délicate, habituellement pâle, mais vive et enjouée, quitte Paris, le lundi 10 juillet, pour venir à l'île Adam, chez sa grand'mère la duchesse de Valmy; son médecin, à Paris, l'ayant trouvée peu en train quelques jours auparavant, et plus pâle encore que d'ordinaire, sans appétit, avait conseillé un prompt retour à la campagne. — Le jeudi suivant, 13 juillet, vers deux heures après midi, l'enfant est prise de fièvre et de vomissements. Le docteur Dupuy voit l'enfant à cinq heures et prescrit la potion homœopathique suivante : aconit T. M. IV gouttes; eau distillée, 70 grammes; sirop de sucre, 20 grammes par cuillerées toutes les deux heures. La fièvre tombe vers le matin du jour suivant, qui se passe bien.

Le samedi 15, l'enfant se plaignant d'un léger mal de gorge, prend la potion suivante : belladone T. M. III gouttes; eau distillée, 70 grammes; sirop de sucre, 20 grammes. L'enfant sort par un temps très-chaud et dort bien la nuit suivante.

La journée du dimanche est assez bonne; bain de son.

Le lundi, on remarque que l'enfant est triste; elle prend un bain de sel et continue à se plaindre de la gorge. Le docteur Dupuy fait vomir l'enfant avec la potion suivante : sirop d'ipéca, 90 grammes; poudre d'ipéca, 0,40, et fait administrer dans la journée la potion homœopathique suivante : borax 3ᵉ trit. 0,30; eau distillée, 70 grammes; sirop de sucre, 20 grammes, ainsi qu'un second bain de sel. Dans la soirée, l'enfant est plus mal, elle est plus agitée. Dans la nuit, elle se réveille en sursaut, vomit et se plaint d'une angoisse qui dure peu et est attribuée à un violent orage qui vient d'éclater. — Néanmoins, le docteur Abbadie, qui a passé la nuit auprès de l'enfant, prescrit un vomitif énergique : sirop d'ipéca, 90 grammes; tartre stibié, 0,10. — Il avait, le soir précédent, constaté la présence de fausses membranes et fait pressentir la nécessité de cautériser.

Dans la matinée du mardi 18, les docteurs Dupuy et Abbadie voient l'enfant ensemble, constatent la présence des fausses membranes sur les amygdales et l'extinction de la voix. La prescription est la suivante : 1° sublimé corrosif, 3ᵉ trit., 0,40; eau distillée n° 1, 45 grammes; sirop de sucre, 15 grammes; 2° lycopodium, 3ᵉ trit., 0,40; eau distillée, 45 grammes; sirop de sucre, 15; à prendre alternativement une cuillerée des deux potions. L'enfant passe la journée dans un état fort pénible; elle s'endort vers six heures, mais elle est réveillée à huit heures, en proie à un accès de suffocation telle, que les personnes qui l'entourent sont effrayées; il semble que l'enfant va mourir. En l'absence des médecins précédents, le docteur Vanier est appelé, et, frappé de ce qu'il observe, il prévient la duchesse de Valmy que l'enfant est atteinte d'un croup confirmé. Il s'appuie pour formuler son opinion sur la présence de fausses membranes étendues d'une manière continue sur les amygdales et le voile du palais, sur l'extinction de la voix, l'appareil terrible d'une suffocation imminente à laquelle l'enfant est en proie. En effet, assise sur son lit, l'enfant en saisit les bords avec force de ses deux petits bras pour s'aider à respirer le plus possible, elle n'y parvient qu'en faisant entendre un sifflement rauque des plus pénibles. Interrogée, elle répond par le mouvement des lèvres, à peine articule-t-elle imparfaitement quelques syllabes; la voix est complétement voilée, éteinte; l'enfant est portée devant une fenêtre pour examiner plus complétement la gorge : les amygdales, fortement tuméfiées, sont couvertes, ainsi que la luette et les piliers du voile du palais, de fausses membranes d'un blanc-gris; elles sont épaisses, consistantes et étendues d'une façon continue. Cautérisées avec le crayon de nitrate d'argent, elles ne se détachent pas. — Les personnes qui entourent l'enfant sont étonnées de la facilité avec laquelle elle se laisse examiner; c'est qu'elle est déjà dans un certain degré d'anesthésie et d'insensibilité cutanée. En effet, elle réagit peu au pincement de la peau. Les fosses nasales sont également occupées par des fausses membranes moins épaisses cependant et accompagnées de jetage. L'obstacle à la respiration ne siége pas dans le nez, ni dans la gorge proprement dite, car celle-ci est encore suffisamment ouverte, malgré le gonflement de ses diverses parties. L'obstacle est plus bas et est occasionné par la présence des fausses membranes dans le larynx ; ce sont elles qui causent l'extinction de la voix et produisent ce sifflement strident et douloureux à entendre. Le pouls est à 120. — Après la cessation de l'accès de suffocation, la respiration reste pénible, bruyante ; l'enfant s'abat sur le côté, vers la ruelle, et demande du geste qu'on la laisse. Cet accès ressemble à celui de la nuit précédente, qui avait été considéré comme l'effet de l'orage. Mais l'enfant ne se remet pas cette fois comme l'autre.

M. Vanier conseille les insufflations d'alun et de tannin à parties égales, une ou deux secousses de vomissements, des sinapismes, et il prévoit la nécessité de l'opération de la trachéotomie pour le lendemain. La duchesse de Valmy fait prévenir le médecin de la famille Ginetti, le docteur Campbell, en le priant de venir. Pendant la nuit que M. Vanier passe auprès de l'enfant, deux accès de suffocation se produisent vers une heure et quatre heures du matin, et la situation va toujours en s'aggravant quant aux symptômes généraux et locaux. Le pouls est à 140 ; l'enfant est pâle, abattue et indifférente à tout, excepté à chercher la respiration.

Le docteur Eug. Moynier, envoyé par le docteur Campbell, voit l'enfant à huit heures, l'examine avec grand soin, et conclut, ainsi que MM. Dupuis, Abbadie et Vanier, à la nécessité de l'opération immédiate. Le docteur Dupuis annonce lui-même cette douloureuse décision à la famille. — M. Moynier pratique la trachéotomie avec l'aide des trois médecins qui ont soigné la petite malade. Cette enfant, très-intelligente, ne s'est pas débattue, et elle a dit, depuis, avoir parfaitement tout suivi et compris, mais n'avoir ressenti aucune douleur.

Après l'opération, l'enfant est replacée dans son lit, et une respiration calme et tranquille remplace les accès de suffocation ; le sommeil survient, peu de temps après, aussi paisible qu'en santé. Ce résultat immédiatement obtenu frappe tous les assistants. L'enfant, jusqu'au soir, prend par intervalles du bouillon, du lait, du potage, trois à quatre cuillerées chaque fois. Pendant la nuit, un bol de bouillon et, le matin, un lait de poule sont pris avec plaisir. Depuis le moment de l'opération, la présence de mucosités dans la canule s'est révélée à plusieurs reprises par un bruit de clapotement se manifestant surtout à la suite du sommeil. — Dans la nuit du 17, le docteur Vanier, qui ne quitte pas l'enfant ni le jour ni la nuit, constate que les fosses nasales sont le siége d'une diphthérie non douteuse, et qu'elles laissent écouler du mucus épais, mêlé à des débris de fausses membranes. Le matin, M. Moynier constate l'intégrité des fonctions respiratoires, la persistance des fausses membranes sur les amygdales, leur extension dans les fosses nasales, la teinte grise et le gonflement de la plaie de la trachée. On cautérise la plaie avec le crayon de nitrate d'argent, et on fait dans le nez des injections avec une solution de tannin et d'alun ; 1 gramme de poudre de quinquina est donné dans du café. L'état fébrile, qui, la veille, avant l'opération, était élevé à 140 pulsations, est descendu à 110, 112.

Pendant la journée du 20, l'état est stationnaire, la canule interne continue à fournir un mucus épais, purulent, grisâtre ; l'enfant tantôt dort dans son lit, respirant un peu bruyamment (25 à 30 inspirations par minute), tantôt se fait porter sur les genoux de sa grand'mère, la duchesse de Valmy, qui a été d'un dévouement et d'un courage admirables pendant les quinze jours de cette terrible épreuve. A plusieurs reprises, l'enfant peut prendre quelques cuillerées de bouillon, tapioka au lait, biscuit. La solution astringente est injectée dans le nez à deux reprises. L'enfant se plaint, pendant cette journée, de démangeaisons à la peau et se frictionne avec plaisir les mains et les bras avec de l'eau de Cologne. Le pouls varie de 100 à 110. Les fosses nasales continuent à jeter. Pendant la nuit, l'enfant a un sommeil bruyant, interrompu par des réveils pénibles, suivis d'expectoration de mucus purulent à travers la canule.

Samedi. Pansement et cautérisation de la plaie, injections dans les fosses nasales, comme les jours précédents. Le mucus qui salit les cravates est moins épais. M. Vanier trouve un fragment de fausse membrane pelotonné ; étalé, il est consistant, grisâtre, et offre les dimensions d'une pièce de un franc, à bords irréguliers et déchiquetés. Vers cinq heures, l'enfant est abattue, le pouls remonte à 120, la peau est brûlante ; l'enfant se plaint de démangeaisons, s'endort difficilement ; expectoration fréquente et pénible, nuit agitée. Vers trois heures du matin, amélioration : le pouls revient à 100 ; l'enfant qui, depuis la veille, avait tout refusé, accepte un peu de lait.

Dimanche. La journée est bonne, les pansements sont faits comme d'habitude : alimentation plus abondante ; les fausses membranes des amygdales diminuent notablement ; la plaie a bon aspect.

Lundi. Nuit excellente, passée, comme les autres, presque constamment sur les genoux de sa grand'mère. Pansement habituel. Les fausses membranes des amygdales paraissent plus blanches et moins épaisses. Les mucosités sont rendues par la canule ; le nez se dégage, le jetage est moins abondant. Alimentation substantielle.

Mardi. M. Moynier enlève la canule, cautérise la plaie ; mais il se hâte de replacer la canule à cause de la difficulté qu'éprouve l'enfant à respirer ; les fausses membranes des amygdales sont séparées, laiteuses, pultacées, transparentes ; l'air passe avec peine à travers le larynx ; néanmoins, l'enfant a pu articuler *maman;* la canule replacée, l'enfant reprend ses aises et sa gaieté. L'enfant suffoque chaque fois qu'elle boit : le voile du palais fonctionne mal. Le mucus nasal devient normal ; la cravate est salie très-rapidement ; quelques traces de sang.

Mercredi. L'enfant paraît plus en train, elle joue et s'alimente ; la plaie est belle, les amygdales deviennent nettes.

Jeudi. L'enfant reprend de la force ; M. Moynier retire la canule et ferme la plaie avec du taffetas d'Angleterre ; les amygdales ne présentent plus rien, la respiration se fait bien. La voix est altérée et les boissons passent difficilement.

Depuis ce jour, tout marche régulièrement vers la guérison. La plaie se trouve complétement fermée huit jours après.

Obs. VII. — *Croup.* — *Trachéotomie.* — *Mort.*

Le vendredi 23 août 1861, je fus demandé par le docteur Bréon pour l'enfant du concierge de la maison qu'il habite, boulevard de Strasbourg, n° 2. Il m'apprit que cette petite fille, âgée de 2 ans et 2 mois, était prise d'un croup des plus graves qu'il avait cherché vainement à combattre par les insufflations alternatives de tannin et d'alun, et quoique ayant apporté beaucoup de soin, il n'avait pas obtenu de bon résultat, et que l'enfant était en danger de périr au premier moment.

Je vois l'enfant à sept heures du matin : c'est une belle petite fille, elle est pâle, très-oppressée ; à chaque inspiration il se dessine une profonde dépression sous le sternum. La voix est éteinte ; la percussion ne fait constater aucune matité ; l'auscultation fait entendre quelques râles muqueux et ronflants. Fausse membrane sur les amygdales.

M. le docteur Labarraque devant venir à dix heures, nous convenons avec M. Bréon d'ajourner l'opération, qui peut être différée de quelques heures, mais qui, certainement, devra être pratiquée dans la journée.

A midi, je reçois une lettre de M. Bréon, qui m'annonce que MM. les docteurs Labarraque et Gauchet se trouveront chez lui à quatre heures ; mais, à une heure, il m'en écrit une autre dans laquelle il me dit que l'enfant étouffe de plus en plus, qu'il ne peut y avoir que des inconvénients à retarder l'opération, qu'il me prie de venir sur-le-champ, et qu'il avertit les docteurs Labarraque et Gauchet.

On voit par là combien M. Bréon considérait l'urgence de la trachéotomie comme évidente ; son avis fut partagé par les docteurs Gauchet et Labarraque qui, avec M. Bréon, voulurent bien m'aider à la pratiquer.

Aussitôt après, l'enfant respire sans effort ; les lèvres et le visage se colorent, et le calme succède à l'agitation.

A dix heures du soir, le pouls est à 140 ; la respiration est ample, sans mélange de râles. Pendant la journée, l'enfant a dormi ; elle a pris du bouillon ; il sort par la canule un écoulement muqueux et des débris de fausses membranes.

Tout nous permettait d'espérer le succès lorsque, dans la nuit, elle est prise de convulsions, qui se renouvellent, et elle meurt vingt-quatre heures après l'opération.

PARIS. — Typographie FÉLIX MALTESTE et Cᵉ, rue des Deux-Portes-Saint-Sauveur, 22.

www.ingramcontent.com/pod-product-compliance
Ingram Content Group UK Ltd.
Pitfield, Milton Keynes, MK11 3LW, UK
UKHW020206080726
13614UKWH00006B/2661